INSTITUT OPHTALMIQUE *PRINCESSE ALICE*

MONACO (Principauté)

CONTRIBUTION

A LA

Tératologie et à l'Embryologie oculaire

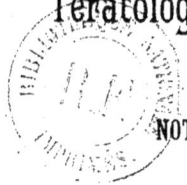

NOTE CLINIQUE du Docteur J. LAVAGNA

Directeur-Médecin de l'Institut

Communication faite dans la Séance du 17 Avril 1901

A LA SOCIÉTÉ MÉDICALE DE MONACO

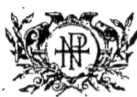

NICE

IMPRIMERIE SPÉCIALE DU " PETIT NIÇOIS "

13. Boulevard Dubouchage, 13

1901

INSTITUT OPHTALMIQUE *PRINCESSE ALICE*

MONACO (Principauté)

:::::: ::::::::::::: ::::::::::::::::::::: ::::::: ::::::::::::::::: :::::::::: ::::::::: :::::::::::::::

CONTRIBUTION

A LA

Tératologie et à l'Embryologie oculaire

NOTE CLINIQUE du Docteur J. LAVAGNA

Directeur-Médecin de l'Institut

Communication faite dans la Séance du 17 Avril 1901

A LA SOCIÉTÉ MÉDICALE DE MONACO

NICE

IMPRIMERIE SPÉCIALE DU " PETIT NIÇOIS "

43, Boulevard Dubouchage, 43

1901

INSTITUT OPHTALMIQUE " *PRINCESSE ALICE* "

MONACO (Principauté)

Contribution à la Tératologie et à l'Embryologie oculaire

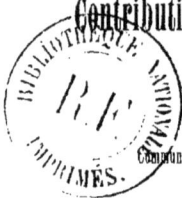

NOTE CLINIQUE du Docteur J. LAVAGNA

Directeur-Médecin de l'Institut

Communication faite dans la Séance du 17 Avril 1901 à la Société Médicale de Monaco

(AVEC PRÉSENTATION DE MALADES)

J'ai l'honneur de vous présenter deux malades qui offrent une déformation congénitale très rare et qui mérite d'être étudiée de près.

L'étude de l'Embryologie fait, certes, des progrès graduels, mais non à pas de géant comme d'autres branches plus modernes : Cette science est toujours basée sur les théories développées par Wolff (1759), de Pander (1816), par von Baër (1828) et Purkinje (1827).

M. B. P., de Dronero (Italie), âgé de 31 ans, habitant Nice, n'a jamais eu d'autre maladie que celle dont je vais vous entretenir. Il est fils de père et de mère très sains, sans aucune tare, ni monstruosité anatomique, ni en eux-mêmes, ni en leurs aïeux. Il est né à terme, il a eu sept sœurs (dont deux mortes) et deux frères (dont un mort). Dans les six premiers enfants il n'y a eu à observer aucune déformation extérieure digne d'être notée.

Ce septième enfant, ici présent, est né avec cette déformation de l'iris et de l'œil que vous pouvez vous-même examiner. Il a toujours eu une vue affaiblie, surtout à gauche.

Le huitième et le neuvième de cette famille présentent un bon état normal constitutif de tous les organes. La dernière fille âgée actuellement de 26 ans, a la même déformation oculaire que lui relativement à l'iris et au micro-ophtalme à l'œil gauche, comme je vous dirai après.

M. B., depuis quelques mois, avait constaté un fort affaiblissement de sa santé avec manque d'appétit, toux, vertiges et une dénutrition énorme qui a provoqué une diminution de poids de dix kilos. Depuis deux mois, la vue lui avait beaucoup baissé et, le 5 mars 1901, quand le malade se présenta à mon Institut pour la première fois, j'ai pu constater à l'œil droit une acuité visuelle de 18/200 avec M. 5 et à l'œil gauche la vision était très réduite car il avait environ 4/1000 de l'acuité visuelle normale. Cet œil droit présentait une iritis et cyclite pour laquelle il est actuellement en traitement et en bonne voie de guérison. Le diamètre normal transversal est entre 28-30 millimètres; dans le cas spécial (l'œil droit) le diamètre transversal est de 24^{mm}. Le diamètre normal de la cornée est de 12-14 millimètres, or dans le dit œil droit, il est réduit à 9^{mm} et demi; il y a un coloboma en bas de l'iris comme on peut voir dans la planche coloriée n° 1; dans l'œil gauche, en plus du coloboma de l'iris un micro-ophtalme très accentué, car son diamètre transversal est réduit à 18^{mm} et le diamètre cornéen de 7^{mm}.

Les planches coloriées qui suivent cette note présentent les colobomas de l'iris, de la choroïde, de la rétine et du nerf optique en différents degrés, selon l'importance de la déformation, et les champs visuels des deux yeux des deux frères. La simple observation de cette planche me permets de ne pas me prolonger dans la description objective de la lésion.

De Annon (Zeitschrift für Ophtalmologie V. 1, p. 55) fut le premier à parler de coloboma de l'iris et, consécutivement, de la choroïde et de la rétine.

Apres lui, Hannover (das Auge, Leipsig. 1842 p. 94), Arlt, dans la même publication, huit ans plus tard, parlèrent de cette anomalie congénitale. Graefe (Arch, für Ophtalmol. I. II., A. I., page 234) l'étudia le premier avec l'ophtalmoscope ; Liebreich (dans les Arch. für Ophtalmologie, T. V. A, 2, page 241) et détermina les rapports qui existent entre le coloboma de l'iris et de la choroïde et l'embryogénie de l'œil.

Pour bien se rendre compte du cas fort rare que je vous présente aujourd'hui, il est nécessaire de remonter à l'embryologie de l'œil en examinant attentivement la formation de cet organe. Dans les premiers jours de l'incubation, la vésicule cérébrale donne naissance aux vésicules optiques en bourgeonnements latéraux d'où il résulte la formation du globe de l'œil.

Celui-ci se présente alors comme une vésicule pédiculée. Ce pédicule se rétrécit, devient plein, massif et donne naissance au nerf optique.

A mesure que s'épaissit l'épiblaste qui recouvre les parties saillantes de la vésicule, celle-ci se déprime sur sa face antérieure ; une fossette se creuse, puis un sac clos se forme et devient une masse pleine et arrondie, dont la cavité centrale s'est oblitérée par l'épaississement de la paroi postérieure : c'est l'origine du cristallin.

Par suite de cette invagination, la vésicule optique se replie sur elle-même, sa cavité s'oblitère et une vésicule optique secondaire ou capsule optique se trouve formée. La cupule de cette vésicule optique secondaire est d'abord incomplète à sa face inférieure sur une fissure ; la fente choroïdienne existe pendant un certain temps, puis se referme.

(C'est de cette fente choroïdienne dont nous aurons tout à l'heure à nous occuper sur les sujets que je vous présente).

Autour de cette cupule se rassemble le mésoblaste dans lequel plonge l'œil. Il vient lui former un revêtement distinct, dont les couches internes constituent la choroïde et celles externes la sclérotique. Un bourgeonnement interne de cette enveloppe fournit la cornée.

Une partie du mésoblaste, entraînée par le cristallin dans son évolution, est la source de la capsule du cristallin.

La paroi postérieure externe de la cupule optique devient l'épithelium pigmentaire de la choroïde ; l'interne antérieur fournit ses éléments à la rétine, y compris les bâtonnets et les cônes.

En avant d'une ligne qui deviendra l'*ora serrata*, les deux parois de la cupule, très minces et confondues ensemble, donnent naissance à l'épithelium pigmentaire des procès ciliaires et de l'iris, dont le corps est fourni par le revêtement mésoblastique.

Revenons à la fente qui nous occupe :

Le coloboma choroïdien de l'œil droit du sujet, a une forme assez ovale dans le grand diamètre qui part presque du nerf optique et il arrive à l'*ora serrata* et à l'iris : il est blanc nacré avec quelques vaisseaux sanguins traversant cette zône et un peu de pigment ayant passé de là sur le bord.

Pas de rétine : celle-ci finit au bord du coloboma assez nettement déterminée dans le champ visuel. A la lumière directe dans l'œil on ne voit pas les procès ciliaires qui sont absents dans la région de la fente de l'iris et de la choroïde. Dans ce cas, je ne trouve pas l'excroissance scléroticale de Manz, mais plutôt une dépression dans la partie antérieure inférieure de la sclérotique en correspondance avec la fente.

Dans les cas, très peu nombreux, étudiés par les autres oculistes, on a trouvé d'habitude cette ectasie (ou staphilome) sclérale qui est probablement déterminée par la tension oculaire, laquelle maintient plus proéminente la sclérotique amincie. Dans notre cas, la tension de l'œil est : — 1 de la normale à droite ; est : — 2 à gauche. La dépression de la région est naturellement expliquée par cet amincissement de la sclérotique et par le tiraillement du muscle droit inférieur sur cette région et sur la fossette consécutive par diminution de tension. Dans ce cas la rétine, qui est formée dans l'embryon par les mêmes éléments que la choroïde, c'est-à-dire par la cupule de la vésicule optique, n'a pas pu se compléter et il est resté également en elle la fissure qui va de la partie antérieure à la partie postérieure de l'œil. Donc, la rétine manque complètement dans la région du coloboma. Le micro-ophtalme du patient en question est aussi un argument péremptoire pour déterminer que l'œil n'est pas arrivé à se compléter par défaut de constitution de l'embryon et de la mère, comme l'indique le fait d'avoir une sœur dans les mêmes conditions anatomiques.

L'opération de la formation de l'œil se fait de l'avant à l'arrière et de haut en bas de l'iris. Si l'iris ne se complète pas, la choroïde le peut cependant et de même la rétine ; et on peut aussi avoir les phénomènes envers.

Les cas les plus rares que l'on trouve dans la littérature médicale montrent précisément un arrêt antérieur dans la formation embryonale. D'après les observations embryologiques, je calcule que dans notre cas spécial, les vésicules oculaires auraient arrêté leur développement à la fin de la sixième semaine ou au commencement de la septième.

J'ai aussi le plaisir de vous présenter la sœur du malade, Mme A. C., âgée de 26 ans, mère de quatre enfants. De santé et de constitution saine et robuste, elle ne présente que les suivantes déformations oculaires :

Œil droit. — Acuité visuelle 20/40 avec emmetropie apparente, champ visuel pour le blanc et pour les couleurs normal (*Voir figure*) coloboma partiel de la choroïde en bas de la grandeur d'une monnaie d'un franc un peu oblique avec dépôt de pigment dans la partie inférieure et reflet nacré du plus pur blanc en haut. Petit dépôt de pigment à l'entour du nerf à gauche (*Voir planche ophtalmoscopique*). Diamètre transversal de cet œil 26^mm. Diamètre de la cornée 12^mm 1/2.

Œil gauche : Micro-ophtalme. — Diamètre transversal 21^mm. Diamètre de la cornée 8^mm 1/2.

Acuité visuelle : 25/1000 en fixant avec le côté intérieur nasal de la rétine (c'est-à-dire en plaçant l'œil en strabisme interne de quinze degrés) coloboma de l'iris en bas avec un petit pont périférique d'iris en bas.

A la lumière oblique on note que le bord inférieur du cristallin est absolument libre et on note pas les corps ciliaires. Un énorme coloboma de la choroïde, de la rétine et du nerf optique qui occupe presque la moitié du fond de l'œil. Pas des excroissances sclérales, mais très légère dépression. En résumant nous avons toutes les graduations embryologiques de l'œil : à l'œil droit de Mme A., simple petit coloboma de la choroïde du sujet.

Sur les 78 cas de coloboma choroïdien de la statistique faite par Fichte, 51 sont bilatéraux et environ la moitié seulement aussi complets que celui présent, avec coloboma de l'iris, des corps ciliaires, de la choroïde et de la rétine.

Les troubles fonctionnels qui étaient résultés pour la vue quand le malade B. est entré à l'Institut, étaient dûs en partie à la forme morbide actuellement en voie d'amélioration, au côté droit surtout, l'œil gauche étant trop faible pour mériter d'être utilisé. Cependant, je crois qu'une certaine amblyopie serait à se mettre sur le compte de la constitution embryogénique incomplète de la rétine, comme il est du reste indiqué également par le micro-ophtalme, par les scotomes qu'on peut voir sur le diagramme du champ visuel ci-joint et par le daltonisme des couleurs jaune, violette et verte à l'œil gauche, qui est celui le plus incomplet.

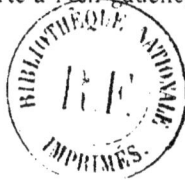

O. D.

O. G.

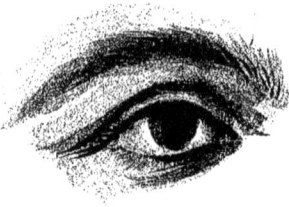 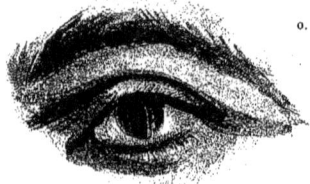

O. D.

O. G.

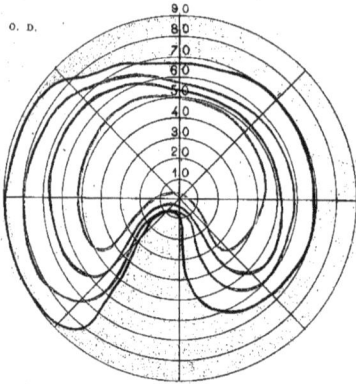 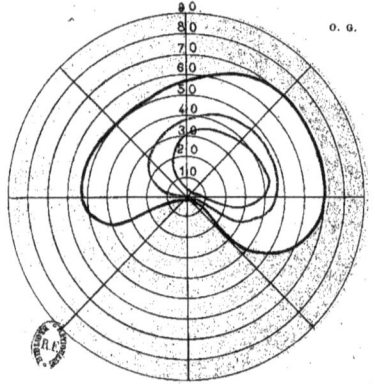

CHAMP DE VISION PRIS AUTOUR DE LA MACULA LUTEA

Mr P. B

O. D.

O. G.

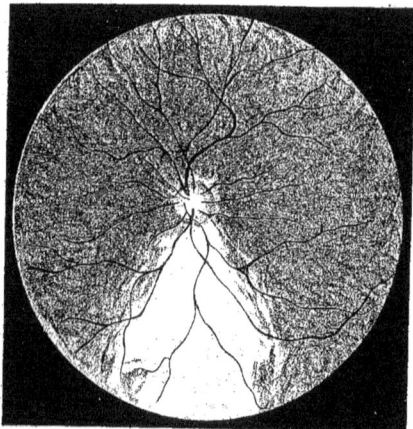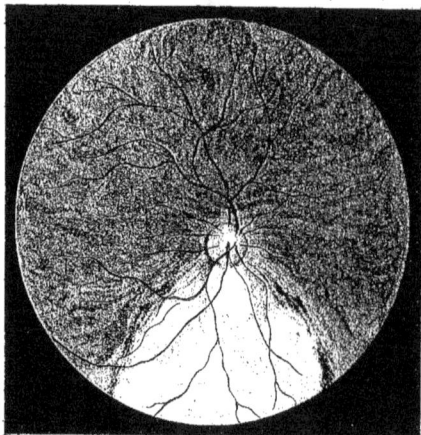

COLOBOMA DE LA CHOROIDE ET DE LA RÉTINE

O. G.

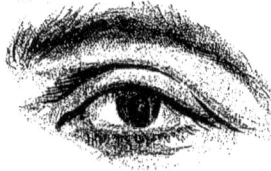

COLOBOMA INCOMPLET DE L'IRIS

O. D.   O. G.

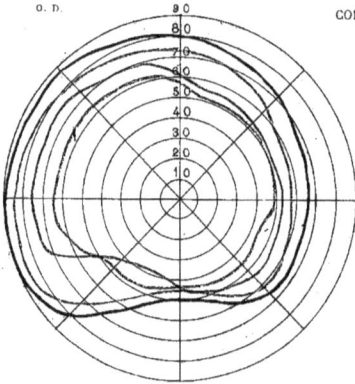

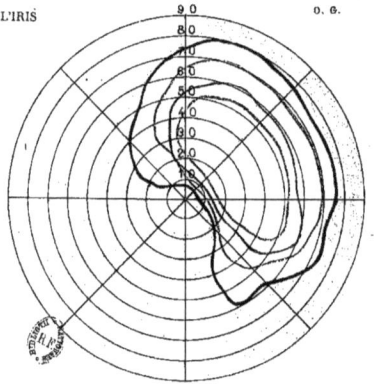

CHAMP DE VISION PRIS AUTOUR DE LA MACULA LUTEA

Mme A. C.

O. D.

O. G.

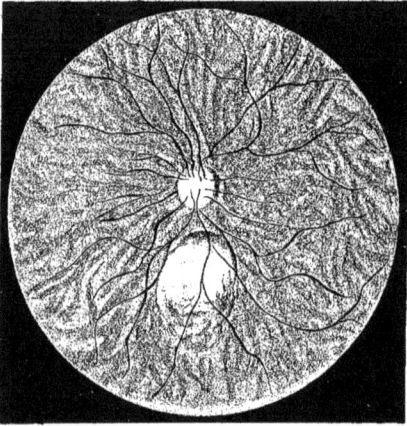

COLOBOMA DE LA CHOROIDE

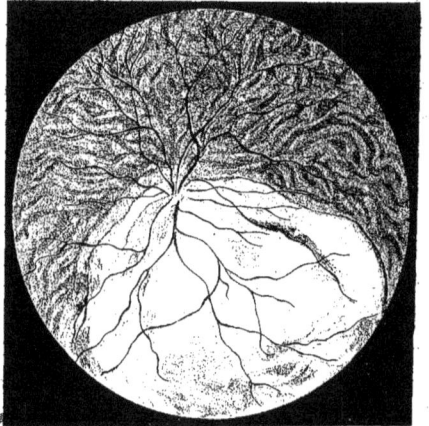

COLOBOMA DE LA CHOROIDE
DE LA RÉTINE ET DU NERF OPTIQUE

www.ingramcontent.com/pod-product-compliance
Lightning Source LLC
Chambersburg PA
CBHW050359210326
41520CB00020B/6374